YOGA

Die Kunst der Entspannung

Philipp Frühwirth

INHALT

WAS IST YOGA UND WELCHE ARTEN GIBT ES?

Yoga ist eine Praxis, die ihren Ursprung in Indien hat und seit Jahrhunderten praktiziert wird. Der Begriff 'Yoga' bedeutet wörtlich übersetzt 'Einheit' oder 'Vereinigung'. Es geht darum, Körper, Geist und Seele miteinander in Einklang zu bringen und zu vereinen.

Es gibt viele verschiedene Arten von Yoga, die sich im Laufe der Zeit entwickelt haben. Einige der bekanntesten Arten von Yoga sind Hatha Yoga, Ashtanga Yoga, Kundalini Yoga, Vinyasa Yoga und Bikram Yoga. Jede Art von Yoga hat ihre eigene Praxis und Philosophie, aber alle haben das Ziel, den Praktizierenden dabei zu helfen, ein Gefühl von Frieden und Einheit in sich selbst zu finden.

Hatha Yoga ist eine der bekanntesten und am häufigsten praktizierten Arten von Yoga. Es geht darum, die körperlichen Aspekte des Yoga zu perfektionieren, einschließlich der Asanas (Yoga-Posen) und Pranayama (Atemübungen). Hatha Yoga ist ideal für Anfänger und bietet eine gute Möglichkeit, sich mit Yoga vertraut zu machen.

Ashtanga Yoga ist eine körperlich anspruchsvollere Art von Yoga, die eine bestimmte Abfolge von Posen (Serie) beinhaltet. Die Praxis ist sehr strukturiert und muss unter Aufsicht eines erfahrenen Lehrers durchgeführt werden. Ashtanga Yoga erfordert viel körperliche Stärke und Ausdauer, ist aber ideal für diejenigen, die ihre Fähigkeiten im Yoga verbessern möchten.

Kundalini Yoga ist eine sehr spirituelle Art von Yoga, die sowohl körperliche als auch geistige Übungen beinhaltet. Die Praxis besteht aus einer Kombination von Posen, Atemübungen, Klang und Meditation. Kundalini Yoga ist ideal für diejenigen, die sich auf eine tiefere spirituelle Erfahrung einlassen möchten.

Vinyasa Yoga ist eine fließende Art von Yoga, die darauf abzielt, die Bewegungen zwischen den Asanas zu verbinden. Die Praxis ist sehr kreativ und bietet eine Fülle von Variationen und Möglichkeiten. Vinyasa Yoga ist ideal für diejenigen, die gerne abwechslungsreich und spontan Yoga praktizieren möchten.

Bikram Yoga, auch bekannt als 'Hot Yoga', ist eine sehr anstrengende Art von Yoga, die in einem aufgeheizten Raum praktiziert wird. Die Praxis besteht aus einer festen Serie von 26 Posen, die die körperliche Kraft und Ausdauer verbessern soll. Bikram Yoga ist ideal für diejenigen, die auf der Suche nach einer Herausforderung sind.

Insgesamt gibt es viele verschiedene Arten von Yoga, von denen jede ihre eigene Philosophie und Praxis hat. Das Schöne am Yoga ist, dass es für jeden etwas zu bieten hat - egal, ob Sie auf der Suche nach körperlicher Stärke, geistiger Klarheit oder spiritueller Tiefe sind. Es lohnt sich, verschiedene Arten von Yoga auszuprobieren, um diejenige zu finden, die am besten zu Ihnen passt.

WIE YOGA ZUR STRESSBEWÄLTIGUNG BEITRAGEN KANN

Yoga hat eine lange Geschichte und ist schon seit Jahrtausenden eine beliebte Praxis in vielen Kulturen. In der heutigen schnelllebigen Welt, wo Stress und Angstgefühle alltäglich sind, gewinnt Yoga an Bedeutung als eine Methode zur Stressbewältigung.

Yoga als ganzheitliche Praxis kann physische und emotionale Entspannung fördern und dazu beitragen, Stress abzubauen. Durch das Praktizieren von Yoga lernt man, wie man den Geist und Körper in Einklang bringen und Stress reduzieren kann.

Eine der effektivsten Methoden zur Stressreduzierung beim Yoga ist die Atmung, auch bekannt als Pranayama. Durch die bewusste Verlangsamung der Atmung können Sie Ihre Gedanken und Emotionen beruhigen. Wenn Sie gestresst sind, atmen Sie oft flacher und schneller als normal. In diesen Momenten kann eine konzentrierte Atmung dazu beitragen, den Geist zu beruhigen und das stressige Empfinden zu reduzieren.

Das Praktizieren von Asanas im Yoga kann auch helfen, Stress abzubauen. Die körperlichen Übungen helfen dabei, Spannungen und Blockaden im Körper zu lösen. Dadurch können Sie sich entspannen und den Geist von negativen Gedanken befreien. Einige der Asanas, die zur Stressreduzierung beitragen können, sind der herabschauende Hund, der Baum, das Kind und das Vorwärtsbeugen.

Eine weitere Möglichkeit, Stress zu reduzieren, besteht darin, Meditation in die Yoga-Praxis zu integrieren. Wenn man meditiert, setzt man den Geist völlig zur Ruhe und konzentriert sich auf das Hier und Jetzt. Das kann helfen, mentale und emotionale Spannungen aufzulösen und dem Geist eine Pause von Sorgen und Ängsten zu geben.

Zusammenfassend kann Yoga eine sehr effektive Methode zur Stressbewältigung sein. Durch die Kombination von Asanas, Pranayama und Meditation können Sie lernen, den Geist und Körper in Einklang zu bringen und somit Stress abzubauen. Wenn Sie sich gestresst fühlen, ist es eine gute Idee, regelmäßig Yoga zu praktizieren und sich Zeit für sich selbst zu nehmen.

YOGA FÜR EINE BESSERE HALTUNG UND FLEXIBILITÄT

Eine der vielen Vorteile von regelmäßigem Yoga ist eine verbesserte Körperhaltung und Flexibilität. Dies kann zu einer erhöhten Mobilität, reduzierten Schmerzen und einer allgemein verbesserten Lebensqualität führen.

Eine schlechte Körperhaltung kann zu verschiedenen gesundheitlichen Problemen wie Rückenschmerzen, Nackenschmerzen, Kopfschmerzen und anderen Beschwerden führen. Durch die Durchführung von Yoga-Übungen, die speziell für die Verbesserung der Haltung und Flexibilität entwickelt wurden, kann man diese Beschwerden reduzieren oder vermeiden.

Eine der wichtigsten Techniken bei der Verbesserung der Haltung im Yoga ist die korrekte Ausrichtung des Körpers. Durch die Ausrichtung der Wirbelsäule und die korrekte Platzierung der Hüften, der Schultern und anderer Körperteile kann man eine bessere Körperhaltung erreichen. Ein Beispiel für eine Übung, die helfen kann, die Körperhaltung zu verbessern, ist der Berg (Tadasana) - eine stehende Haltung, bei der man sich auf die Ausrichtung der Wirbelsäule und die Stärkung der Beine konzentriert.

Flexibilität ist auch für eine gute Körperhaltung und eine effektive Bewegung wichtig. Eine beeinträchtigte Beweglichkeit kann dazu führen, dass man in eine schlechte Haltung verfällt, um Schmerzen und Beschwerden zu vermeiden. Yoga-Übungen wie Vorwärtsbeugen, Rückwärtsbeugen und Verdrehungen können dabei helfen, die Flexibilität zu verbessern.

Eine weitere Technik im Yoga zur Verbesserung der Flexibilität ist das Dehnen. Durch das Dehnen der Muskeln und Gelenke kann man die Flexibilität erhöhen und die Verletzungsgefahr reduzieren. Eine der bekanntesten Dehnübungen im Yoga ist die Kobra-Haltung (Bhujangasana), die dazu beiträgt, die Wirbelsäule zu verlängern, die Rückenmuskulatur zu stärken und die Flexibilität der Wirbelsäule und Becken- und Schulterbereiche zu erhöhen.

Insgesamt können Yoga-Übungen, die speziell für die Verbesserung der Körperhaltung und Flexibilität entwickelt wurden, dazu beitragen, die allgemeine Gesundheit und das Wohlbefinden zu verbessern. Durch eine regelmäßige Praxis können Schmerzen und Beschwerden, die durch eine schlechte Körperhaltung und eine eingeschränkte Beweglichkeit verursacht werden, reduziert oder verhindert werden.

DIE AUSWIRKUNGEN VON YOGA AUF DEN GEIST UND DIE EMOTIONEN

Yoga ist eine beliebte Praxis, die sich auf die Verbindung von Körper, Geist und Seele konzentriert. Während viele Menschen Yoga als körperliche Übung betrachten, geht es eigentlich um viel mehr als das. Eine Yoga-Praxis kann tiefgreifende Auswirkungen auf den Geist und die Emotionen haben, die so bedeutend sein können wie die körperlichen Vorteile. Hier sind einige der wichtigsten Auswirkungen von Yoga auf den Geist und die Emotionen.

1. Reduzierung von Stress und Angst
Eine der häufigsten Auswirkungen von Yoga auf den Geist und die Emotionen ist die Reduzierung von Stress und Angst. Yoga wirkt beruhigend auf das Nervensystem und hilft dabei, Anspannung und Stress abzubauen. Es gibt auch bestimmte Arten von Yoga, wie zum Beispiel Restorative Yoga oder Yin Yoga, die besonders beruhigend sind und besonders wirksam bei der Reduzierung von stressbedingter Angst und Unruhe sind.

2. Verbessert die Stimmung
Yoga kann auch zur Verbesserung der Stimmung beitragen. Durch eine Kombination aus körperlichen Übungen und Atempraktiken kann Yoga die Freisetzung von Glückshormonen wie Serotonin und Dopamin fördern. Dies kann zu einem gesteigerten Gefühl des Wohlbefindens führen und helfen, depressive Symptome zu lindern.

3. Erhöht das Selbstbewusstsein und das Selbstwertgefühl
Eine regelmäßige Yoga-Praxis kann dazu beitragen, das

Selbstbewusstsein und das Selbstwertgefühl zu erhöhen. Durch die Arbeit an der eigenen Körperhaltung, die Stärkung von Muskeln und die Verbesserung der Flexibilität kann Yoga dazu beitragen, dass sich jemand körperlich stärker und selbstbewusster fühlt. Gleichzeitig kann Yoga auch dabei helfen, negative Selbstgespräche zu unterbrechen und ein positives Selbstbild zu fördern.

4. Erleichterung von Depressionen

Ergänzend zur früher genannten Stimmungsverbesserung kann Yoga auch dazu beitragen, Depressionen zu lindern. Eine Yogapraxis kann helfen, eine positive Lebenshaltung zu entwickeln und Strategien zur Bewältigung von Herausforderungen zu erlernen.

5. Verbessert die Achtsamkeit

Yoga kann dazu beitragen, die Achtsamkeit zu verbessern. Achtsamkeit bedeutet, präsent im gegenwärtigen Moment zu sein, ohne Urteilsvermögen. Während einer Yoga-Praxis wird man ermutigt, bewusst auf den Atem und die Körperempfindungen zu achten. Diese Übung der Achtsamkeit kann in den Alltag übertragen werden und dazu beitragen, das Bewusstsein für die Umgebung und das eigene Wohlbefinden zu schärfen.

Zusammenfassend lässt sich sagen, dass Yoga nicht nur körperliche Vorteile bietet, sondern auch bedeutende Auswirkungen auf den Geist und die Emotionen hat. Es kann dazu beitragen, Stress und Angst abzubauen, die Stimmung zu verbessern, das Selbstbewusstsein und das Selbstwertgefühl zu erhöhen, Depressionen zu lindern und die Achtsamkeit zu verbessern. Eine regelmäßige Yogapraxis kann somit nicht nur zu körperlichem, sondern auch zu emotionalem Wohlbefinden führen.

WIE MAN EINE YOGA-PRAXIS AUFBAUT

Wenn du den Wunsch hast, mit Yoga zu beginnen, kann es am Anfang schwierig sein zu wissen, wo du anfangen sollst. Yoga ist ein breites Feld und es gibt viele Stile und Praktiken, aus denen du wählen kannst. Hier sind einige Tipps, um dir dabei zu helfen, eine Yoga-Praxis aufzubauen:

1. Finde einen Lehrer oder eine Lehrerin, der oder die zu dir passt: Das bedeutet, dass du jemanden finden solltest, dessen Unterrichtsstil deinen Bedürfnissen und deinem Fitnessniveau entspricht. Schaue dir verschiedene Lehrer und Lehrerinnen an und gehe zu verschiedenen Kursen, um herauszufinden, mit wem du am besten zurechtkommst.

2. Übe regelmäßig: Eine regelmäßige Yoga-Praxis ist der Schlüssel zu Fortschritt und Verbesserung. Versuche, mindestens zweimal pro Woche zu üben, um schnell Fortschritte zu erzielen.

3. Setze dir Ziele: Lege fest, was du mit deiner Yoga-Praxis erreichen möchtest. Willst du flexibler werden, mehr Energie haben oder einfach nur Stress abbauen? Wenn du dir Ziele setzt, motiviert es dich und hilft dir, besser fokussiert zu bleiben.

4. Finde einen Ort zum Üben: Es muss nicht unbedingt ein Yoga-Studio sein. Du kannst auch zu Hause üben oder draußen in der Natur. Der Schlüssel ist, einen Ort zu finden, an dem du dich wohl und ungestört fühlen kannst.

5. Kenne deine Limits: Sei ehrlich zu dir selbst und übe innerhalb deiner Grenzen. Gehe nicht über deine Fähigkeiten hinaus, um Verletzungen zu vermeiden.

6. Atme tief: Atmen ist ein wesentlicher Bestandteil der Yoga-Praxis. Konzentriere dich auf deinen Atem und versuche, ihn während der Asanas und Pranayama-Übungen tief und gleichmäßig fließen zu lassen.

7. Sei geduldig: Wie bei jeder neuen Fähigkeit braucht die Entwicklung einer Yoga-Praxis Zeit und Geduld. Sei geduldig mit dir selbst und akzeptiere, dass Fortschritte langsam kommen können.

Insgesamt ist es wichtig, eine Yoga-Praxis aufzubauen, die zu deinem Lebensstil und deinem Körper passt. Wenn du anfängst, Yoga zu praktizieren, wirst du schnell bemerken, dass deine körperliche, geistige und emotionale Gesundheit von den Vorteilen profitiert. Nehme dir also Zeit und suche nach der Praxis, die für dich am besten geeignet ist.

YOGA ALS TEIL EINES GANZHEITLICHEN GESUNDHEITSPLANS

Yoga hat sich in den letzten Jahren zu einer der beliebtesten Formen der körperlichen Betätigung entwickelt und viele Menschen sind auf der Suche nach einer gesunden Lebensweise für Körper und Geist. Yoga bietet viele Vorteile für ein ganzheitliches Gesundheitsprogramm und kann eine wichtige Rolle bei der Erreichung Ihrer gesundheitlichen Ziele spielen.

Eine der größten Vorteile von Yoga ist, dass es für Menschen jeden Alters und Fitnesslevels geeignet ist. Es gibt verschiedene Arten von Yoga, die für unterschiedliche Bedürfnisse geeignet sind. Je nach Ihrem Ziel können Sie eine bestimmte Art von Yoga wählen, die Ihnen am besten passt.

Yoga kann für viele gesundheitliche Vorteile eingesetzt werden. Als gering- bis mittelintensive körperliche Aktivität kann es dazu beitragen, Herz-Kreislauf-Erkrankungen und Diabetes zu verhindern sowie den Cholesterinspiegel und den Blutdruck zu senken. Darüber hinaus kann Yoga helfen, die Kraft, Ausdauer und Flexibilität zu verbessern und die Körperhaltung zu stabilisieren.

Yoga hat auch eine beruhigende Wirkung auf den Geist und kann helfen, Stress und Angst zu reduzieren. Durch den Fokus auf den Atem und das Entspannen des Körpers kann Yoga dazu beitragen, das Nervensystem zu beruhigen und somit den Geist zu klären und zu beruhigen.

Darüber hinaus können regelmäßige Yogapraktiken dazu beitragen, den Schlaf zu verbessern und die Energielevels zu erhöhen, was dazu beitragen kann, Müdigkeit und Erschöpfung zu bekämpfen. Es kann auch dazu beitragen, die Verdauung und den Stoffwechsel zu regulieren, da einige Asanas den Körper auf natürliche Weise massieren und dadurch den Verdauungstrakt stimulieren.

Um sicherzustellen, dass Sie von den gesamten Vorteilen von Yoga profitieren, sollten Sie es in Kombination mit einem gesunden Ernährungsplan und regelmäßiger körperlicher Betätigung praktizieren. Dies kann eine tägliche Routine umfassen, die andere Aktivitäten wie Gehen, Laufen oder Radfahren beinhaltet.

Insgesamt kann Yoga eine wichtige Rolle bei der Verbesserung der körperlichen und geistigen Gesundheit spielen. Indem Sie Yoga in Ihren Alltag integrieren, können Sie einen ganzheitlicheren Ansatz für Ihre Gesundheit verfolgen und die Vorteile genießen, die dieses uralte System zu bieten hat.

DIE PHILOSOPHIE DES YOGA UND WIE SIE IN DIE PRAXIS UMGESETZT WIRD

Yoga hat seine Wurzeln in der indischen Philosophie und ist mehr als nur eine körperliche Übung. Um die Praxis des Yoga vollständig zu verstehen und zu integrieren, ist es wichtig, die zugrunde liegende Philosophie zu verstehen.

Die Philosophie des Yoga basiert auf dem Konzept der Einheit von Körper, Geist und Seele. Es gibt verschiedene Schulen des Yoga, jede mit ihrer eigenen Philosophie. Die bekanntesten Schulen sind Hatha-Yoga, Raja-Yoga, Karma-Yoga, Jnana-Yoga und Bhakti-Yoga.

In der Hatha-Yoga-Philosophie geht es darum, den Körper als Tempel der Seele zu betrachten, der gepflegt und respektiert werden muss. Die Übungen (Asanas) sind darauf ausgerichtet, den Körper zu kräftigen, zu dehnen und zu entspannen. Der Atem ist ein zentraler Bestandteil der Praxis, da er die Energie (Prana) im Körper reguliert und der Geist beruhigt wird.

In der Raja-Yoga-Philosophie geht es darum, den Geist zu kontrollieren und zu fokussieren. Die Praxis besteht aus Meditation und Atemübungen, um den Geist zu beruhigen und zu klären. Raja-Yoga betont auch die Bedeutung von ethischen Prinzipien, um ein gutes und sinnvolles Leben zu führen.

Karma-Yoga fördert die Idee, dass wir durch Handlungen, die ohne egoistisches Ziel ausgeführt werden, spirituelles Wachstum und Befreiung erlangen können. Die Praxis von Karma-Yoga besteht darin, sich bewusst beteiligt in sozialen Projekten zu engagieren oder selbstloser Dienst an anderen Menschen zu leisten.

Jnana-Yoga ist der Weg der Wissenschaft und ist der intellektuelle Prozess der Unterscheidung zwischen Wissen und Unwissenheit. Anstatt sich auf den Körper oder den Geist zu konzentrieren, zielt Jnana-Yoga darauf ab, direkt zu erkennen, was wirklich wahr ist und was nicht.

Bhakti-Yoga betont die Hingabe und Liebe zu einer höheren Macht oder einem höheren Wesen und ist in der Regel eine spirituelle und emotionale Praxis. Sie beinhaltet Gebete und Hingabe an eine Gottheit oder eine höhere Macht, die Liebe und Mitgefühl vermittelt.

Jede dieser Schulen hat ihren eigenen Fokus und Praktiken, aber alle basieren auf denselben Grundprinzipien. Der Kerngedanke des Yoga ist die Verbindung von Körper, Geist und Seele. Durch die regelmäßige Praxis von Yoga können wir unsere körperliche und geistige Gesundheit verbessern, unsere Beziehungen zu anderen stärken und uns auf eine höhere Ebene der Spiritualität bringen.

WIE MAN DEN ATEM WÄHREND DER YOGA-PRAXIS REGULIERT UND WARUM DAS WICHTIG IST

Die richtige Atmung spielt eine bedeutende Rolle im Yoga und ist ein wesentlicher Bestandteil der Praxis. Atemübungen sind ein wichtiger Teil der Yoga-Praxis, und die Fähigkeit, den Atem zu kontrollieren, ist ein wesentliches Element für eine erfolgreiche und effektive Praxis. In diesem Kapitel werden wir uns ansehen, wie man den Atem während einer Yoga-Praxis reguliert und warum das so wichtig ist.

In der Yoga-Philosophie spielt der Atem eine wichtige Rolle, um die Verbindung zwischen Körper, Geist und Seele zu stärken. Der Atem wird als Instrument für das Bewusstsein gesehen und kann helfen, den Geist zu beruhigen und zu fokussieren. Durch die Praxis der Atemkontrolle kann man lernen, den Geist zu beruhigen und einen ruhigen und ausgeglichenen Geisteszustand zu erreichen.

Während der Yoga-Praxis wird der Atem bewusst durch verschiedene Arten von Atemübungen, auch bekannt als Pranayama, gelenkt. Atemübungen sind eine wirksame Methode, um den Körper zu entspannen, die Atmung zu vertiefen und die Lungenkapazität zu erhöhen. Die Regulierung der Atmung während der Asana-Praxis kann auch helfen, die Positionen zu vertiefen und zu verbessern.

Eine Yoga-Praxis sollte immer mit der richtigen Atmung beginnen. Das Erlernen einer tiefen Atmung und einer langen Ausatmung kann helfen, den Körper zu entspannen und den Geist zu beruhigen. Atmung sollte während der gesamten Praxis bewusst kontrolliert und koordiniert werden, insbesondere bei der Durchführung von Atemübungen und schwierigen Asanas.

Regelmäßige Atemübungen können eine Vielzahl von Vorteilen bieten, wie zum Beispiel die Linderung von Stress und Angstzuständen, die Verringerung von Bluthochdruck und das Management von Schlafstörungen. Darüber hinaus kann es auch helfen, die Konzentrationsfähigkeit und das Gedächtnis zu verbessern.

Insgesamt ist die korrekte Atmung ein wesentlicher Bestandteil der Yoga-Praxis und kann effektiv genutzt werden, um den Geist und den Körper zu beruhigen und zu stärken. Durch regelmäßige Atemübungen kann man lernen, die Atmung zu kontrollieren und eine tiefe, bedeutungsvolle Verbindung mit dem eigenen Atem herzustellen, die uns dabei unterstützt, das Leben mit mehr Achtsamkeit und Intensität zu führen.

DIE BEDEUTUNG VON ACHTSAMKEIT IM YOGA

Achtsamkeit ist ein wichtiger Aspekt des Yoga und eine Fähigkeit, die durch regelmäßige Praxis vertieft werden kann. Die Achtsamkeit bedeutet, das jetzige Moment vollständig zu akzeptieren und präsent zu sein.

Yoga als eine körperliche Praxis kann uns helfen, körperliche Empfindungen und Atemmuster zu beobachten, und uns zu bewusst werden, wie wir uns im gegenwärtigen Moment fühlen. Durch die Vertiefung unseres Bewusstseins und den Fokus auf unsere Atmung während der Asanas oder Meditation können wir die Achtsamkeit in unserem täglichen Leben verbessern.

Eine Möglichkeit, Achtsamkeit bei der Yoga-Praxis zu praktizieren, ist, sich auf die Atmung zu konzentrieren. Atmung ist ein wichtiger Teil der Yoga-Praxis und kann als Brücke zwischen Körper und Geist dienen. Beim Yoga sollten die Atemtechniken und Körperbewegungen im Einklang sein, um eine Verbindung zwischen Körper und Geist herzustellen. Es geht darum, bewusst zu atmen und jeden Atemzug zu spüren, um mehr in den gegenwärtigen Moment zu kommen.

Es gibt viele Möglichkeiten, Achtsamkeit in die Yoga-Praxis zu integrieren. Eine Möglichkeit ist, das Bewusstsein auf die Atmung während der Asanas zu richten. Konzentrieren Sie sich darauf, wie sich die Atmung in Verbindung mit den Körperbewegungen anfühlt. Wenn Sie zum Beispiel in eine Vorwärtsbeuge gehen, achten Sie darauf, dass der Atem sanft und frei fließt.

Eine andere Möglichkeit, Achtsamkeit in die Yoga-Praxis zu integrieren, ist, das Bewusstsein auf die Körperempfindungen während der Asanas zu richten. Fühlen Sie, wie sich Ihre Muskeln dehnen und entspannen, wenn Sie in die verschiedenen Körperhaltungen gehen. Konzentrieren Sie sich auf die Empfindungen und beobachten Sie, wie sie sich ändern, wenn Sie in einer Haltung verweilen.

Durch die Praxis der Achtsamkeit in der Yoga-Praxis können wir mehr im gegenwärtigen Moment leben und unsere Aufmerksamkeit auf das richten, was gerade wichtig ist. Das hilft uns, unsere Konzentration und unser Bewusstsein zu vertiefen und uns auf die Dinge zu konzentrieren, die wirklich wichtig sind.

YOGA UND SCHLAF: WIE YOGA UNS HELFEN KANN, BESSER ZU SCHLAFEN

Eine gute Nachtruhe ist entscheidend für unsere Gesundheit und unser Wohlbefinden. Aber manchmal kann es schwierig sein, einzuschlafen oder gut durchzuschlafen. Yoga kann uns helfen, einen tieferen und erholsameren Schlaf zu finden. In diesem Kapitel werden wir uns damit befassen, wie Yoga uns helfen kann, besser zu schlafen und welche speziellen Yoga-Praktiken für einen gesunden Schlaf empfehlenswert sind.

Yoga und Schlaf: Wie hängen sie zusammen?

Yoga kann uns helfen, besser zu schlafen, indem es unseren Körper und Geist beruhigt. Durch die Praxis von Yoga können wir unseren Stresslevel senken, unsere Atmung regulieren und unsere Muskeln entspannen. Diese Faktoren können dazu beitragen, dass wir uns entspannter und ausgeglichener fühlen, was dazu beitragen kann, einen besseren Schlaf zu finden.

Yoga-Praktiken für einen gesunden Schlaf

Es gibt bestimmte Yoga-Praktiken, die besonders empfehlenswert sind, um zu einem tieferen und erholsameren Schlaf zu gelangen. Hier sind einige davon:

1. Entspannende Asanas
Asanas wie die Krokodilhaltung (Makarasana), die Kindhaltung (Balasana) oder die Bein-an-die-Wand-Haltung (Viparita Karani) können uns helfen, unseren Körper zu entspannen und Stress abzubauen. Durch das Halten dieser Positionen können wir uns auf unsere Atmung konzentrieren und unseren Geist beruhigen.

2. Pranayama-Übungen

Bestimmte Pranayama-Übungen wie die Wechselatmung (Nadi Shodhana Pranayama) können uns helfen, unseren Atem zu regulieren und unseren Geist zu beruhigen. Durch die Praxis von Pranayama können wir unseren Sauerstoffgehalt im Körper erhöhen und somit zu einem tieferen und erholsameren Schlaf beitragen.

3. Yoga Nidra

Yoga Nidra ist eine spezielle Form der Tiefenentspannung, die uns helfen kann, unseren Körper und Geist tief zu entspannen. Yoga Nidra kann uns helfen, unseren Schlafzyklus zu regulieren und dadurch zu einem tieferen und erholsameren Schlaf beizutragen.

4. Meditation

Die Praxis von Meditation kann uns helfen, unseren Geist zu beruhigen und Stress abzubauen. Durch die regelmäßige Praxis von Meditation können wir unsere Fähigkeit verbessern, uns zu entspannen und unser Schlafmuster zu verbessern.

Zusammenfassung

Yoga kann uns helfen, besser zu schlafen, indem es unseren Körper und Geist entspannt. Durch die Praxis von Asanas, Pranayama, Yoga Nidra und Meditation können wir unseren Stresslevel senken, unsere Atmung regulieren und unsere Muskeln entspannen, was zu einem tieferen und erholsameren Schlaf führen kann. Empfehlenswerte Yoga-Praktiken für einen gesunden Schlaf sind entspannende Asanas, Pranayama-Übungen, Yoga Nidra und Meditation.

DIE BEDEUTUNG VON RÜCKZUG UND STILLE IN DER YOGA-PRAXIS

In unserer hektischen Welt, in der wir rund um die Uhr online und erreichbar sind, kann es schwierig sein, zur Ruhe zu kommen und uns zu entspannen. Yoga bietet uns einen Weg, aus dieser ständigen Ablenkung auszusteigen und uns wieder mit unserem inneren Selbst zu verbinden.

Die Praxis der Stille oder des Rückzugs in Yoga wird auch als „Pratyahara" bezeichnet. Es ist der fünfte der acht Glieder des Yoga-Pfades, wie sie in den Yogasutras von Patanjali beschrieben werden. Pratyahara bedeutet, unsere Sinne von den äußeren Reizen zurückzuziehen und uns auf unsere inneren Empfindungen zu konzentrieren.

Im Yoga nutzen wir verschiedene Techniken, um in die Stille zu gelangen. Eine Methode ist Pranayama, die Kontrolle des Atems. Durch die bewusste Regulierung des Atems können wir den Geist beruhigen und uns auf den gegenwärtigen Moment konzentrieren. Eine andere Methode ist Meditation, bei der wir uns auf einen bestimmten Gedanken, eine bestimmte Empfindung oder ein bestimmtes Mantra konzentrieren und alles andere ausblenden.

Ein weiterer Weg, um Stille und Rückzug in die Yoga-Praxis zu integrieren, ist durch die Durchführung von ruhigeren und langsameren Yoga-Asanas, wie zum Beispiel Yin Yoga oder Restorative Yoga. Bei diesen Praktiken werden die Asanas für längere Zeit gehalten, was uns dazu zwingt, in unserem Körper zu bleiben und unseren Geist zur Ruhe zu bringen.

Die Praxis des Rückzugs und der Stille im Yoga hat viele Vorteile. Sie hilft, Stress abzubauen, Gedanken und Emotionen zu beruhigen und das Bewusstsein für unseren Körper zu schärfen. Durch die Herausforderung, uns vom ständigen Strom der äußeren Welt zurückzuziehen, lernen wir, unsere Gedanken und Empfindungen bewusster zu beobachten und zu akzeptieren.

Es ist jedoch wichtig zu beachten, dass die Praxis des Rückzugs und der Stille in der Yoga-Praxis auch dazu führen kann, dass alte, unterdrückte Emotionen und Erinnerungen aufkommen. In diesem Fall sollten wir uns erlauben, diese Gefühle zu fühlen und sie anzunehmen, um sie aufzulösen. Es ist auch ratsam, bei Bedarf Unterstützung von einem qualifizierten Yoga-Lehrer oder Therapeuten zu suchen.

Zusammenfassend lässt sich sagen, dass die Integration von Stille und Rückzug in die Yoga-Praxis uns helfen kann, zentriert, ruhig und fokussiert zu bleiben, sowohl innerhalb als auch außerhalb der Yogamatte.

YOGA FÜR DIE SCHWANGERSCHAFT UND DIE ZEIT DANACH

Yoga ist während der Schwangerschaft und der Zeit danach eine großartige Möglichkeit, Körper und Geist in Einklang zu bringen. Es kann helfen, Stress und Ängste abzubauen, den Körper zu dehnen und zu kräftigen, den Atem zu regulieren und eine tiefere Verbindung zum ungeborenen Kind aufzubauen.

Während der Schwangerschaft ist es besonders wichtig, auf den eigenen Körper zu hören und körperliche Belastungen zu vermeiden. Viele Studio- oder Gruppen-Kurse bieten speziell an die Bedürfnisse von Schwangeren angepasste Yoga-Übungen an.

Eine der wichtigsten Vorteile von Yoga während der Schwangerschaft ist, dass es dazu beitragen kann, Schmerzen im unteren Rücken- und Beckenbereich zu lindern. Die Yoga-Übungen können auch dabei helfen, die Durchblutung im Körper zu verbessern und die Muskulatur ausgewogen zu trainieren.

Zusätzlich kann Yoga dazu beitragen, den Atem effektiver zu regulieren und Stress abzubauen. Indem wir uns auf unseren Atem konzentrieren, können wir unseren Geist beruhigen und uns besser auf den Moment konzentrieren. Dies ist besonders hilfreich während der Geburt.

Nach der Geburt kann Yoga helfen, die körperliche Regeneration zu fördern und den Zustand des Körpers in den Tagen und Wochen nach der Geburt zu verbessern. Viele Yoga-Übungen sind darauf ausgerichtet, den Beckenboden und die Bauchmuskulatur zu stärken, was während der Schwangerschaft und Geburt stark beansprucht wird.

Es ist jedoch wichtig, dass Frauen nach der Geburt stets auf ihren Körper hören und die Übungen langsam und vorsichtig angehen. Auch hier gibt es speziell angepasste Yogakurse, die auf die Bedürfnisse von Frauen in dieser Zeit zugeschnitten sind.

Insgesamt kann Yoga eine hervorragende Möglichkeit sein, den Körper und Geist während und nach der Schwangerschaft zu unterstützen. Wenn Sie in Erwägung ziehen, Yoga zu praktizieren, sprechen Sie am besten mit Ihrem Arzt oder Geburtshelfer und suchen Sie einen qualifizierten Yoga-Lehrer, der Erfahrung mit der Arbeit mit Schwangeren hat.

WIE MAN VERLETZUNGEN IM YOGA VERMEIDEN KANN

Yoga ist eine der sanftesten und effektivsten Möglichkeiten, um geistig und körperlich fit zu bleiben. Diese Praktik des Zusammenwirkens von Körper und Geist hilft Menschen dabei, in ihre innere Mitte zu kommen und ihre geistige und körperliche Widerstandskraft zu erhöhen.

Auch wenn Yoga eine erstaunliche körperliche Bewegung und Dehnung bietet, kann es bei nicht korrekter Durchführung Verletzungen verursachen. Wenn du also Yoga ausübst, musst du sicherstellen, dass du die korrekten Techniken verwendest und die Risiken verstehst, die mit jeder Pose verbunden sind. Hier sind einige Tipps, um Verletzungen während der Yoga-Praxis zu vermeiden:

1. Wähle einen qualifizierten Lehrer aus: Suche bevor du deine Yoga-Praxis startest nach einem zertifizierten Yoga-Lehrer. Ein seriöser Lehrer wird dich davor schützen, Verletzungen zu erleiden und dir helfen, die richtige Technik während der Yoga-Übungen anzuwenden.

2. Höre auf deinen Körper: Jeder Körper ist einzigartig und jeder reagiert anders auf verschiedene Yogapositionen. Hör auf deinen Körper und passe deine Praxis entsprechend an. Wenn dir Schmerzen oder Unbehagen in einer Übung verspüren, verändere deine Haltung oder beende die Übung.

3. Vermeide übermäßiges Dehnen: Stretching kann ein effektives Mittel sein, um die Flexibilität zu erhöhen und Entspannung zu erzielen. Jedoch ist es nicht notwendig, die Gelenke über die Grenzen hinaus zu zwingen. Der Körper braucht Zeit, um sich an

die Dehnungen zu gewöhnen und sollte sich allmählich an jede Übung anpassen.

4. Aufwärmen: Eine ausreichende Aufwärmphase ist wichtig, um das Verletzungsrisiko zu minimieren. Beginne deine Yoga-Praxis mit leichten Körperübungen oder Atemübungen. Dadurch wird ein schneller Einstieg in die Hauptübungsphasen erleichtert.

5. Vermeide Überanstrengung: Wenn du unter Druck stehst, ist es einfach, dich selbst zu überschätzen. Vermeide Überanstrengungen und versuche stattdessen, dich auf deine Atmung zu konzentrieren, um Körper und Geist zu entspannen.

6. Nutze Hilfsmittel: Hilfsmittel wie Gurte, Blöcke oder Decken können dir dabei helfen, die richtige Technik zu lernen und Verletzungen zu vermeiden. Ein gutes Verständnis für die Techniken und korrekte Körperhaltungen wird durch den Umgang mit Hilfsmitteln verbessert.

7. Bleib beim Atmen: Der Atem ist der Schlüssel zu jeder Yoga-Praxis. Wenn du dich auf deinen Atem konzentrierst, kannst du Stress abbauen und Verletzungen vermeiden. Ein tiefes Ein- und Ausatmen kann Wohlbefinden und Entspannung fördern.

All diese Tipps können dazu beitragen, dass du Verletzungen während der Yoga-Praxis vermeidest. Beginne deine Yoga-Praxis mit dem Wissen darüber, dass du jederzeit positive Veränderungen in deinem Körper erzielen kannst, wenn du auf deinen Körper achtest und auf dessen Bedürfnisse eingehst. Yoga sollte eine Herausforderung sein, nicht jedoch eine Überforderung. Mit der Eingliederung der oben genannten Tipps kannst du deinen Yoga-Routinen eine neue Dimension und Qualität verleihen.

DIE BEDEUTUNG VON YOGA BEI DER LINDERUNG VON RÜCKEN- UND GELENKSCHMERZEN

Rücken- und Gelenkschmerzen sind fast allgegenwärtig. Viele Menschen leiden unter Schmerzen, die oft auf eine schlechte Haltung, körperliche Inaktivität und Stress zurückzuführen sind. Yoga kann helfen, die Flexibilität, Kraft und Ausdauer im gesamten Körper zu verbessern und Schmerzen zu lindern.

Yoga-Übungen oder Asanas können helfen, die Muskeln rund um die Wirbelsäule und Gelenke zu stärken und den Körper flexibler zu machen. Regelmäßige Yogapraxis kann dazu beitragen, eine korrekte Körperhaltung zu verbessern und den Körper insgesamt zu stärken, wodurch die Belastung der Gelenke reduziert wird.

Rücken- und Gelenkschmerzen können auch durch Stress und Anspannung verursacht werden. Yoga-Übungen wie Pranayama, welche spezielle Techniken zur Atemkontrolle umfasst, und Meditation, können helfen, Spannungen und Stress zu reduzieren. Durch das Üben der verschiedenen Atemtechniken im Pranayama können positive Auswirkungen auf das Nervensystem erzielt werden, was zu einer Verringerung von Stress und Angstzuständen beitragen kann.

Eine weitere besondere Form des Yoga, die bei Rücken- und Gelenkschmerzen sehr effektiv sein kann, ist die therapeutische Yogapraxis. Diese spezielle Anwendung von Yoga bietet Übungen und Techniken, die speziell auf die Verbesserung der Gesundheit und Linderung von Schmerzen ausgerichtet sind. Die therapeutische Yogapraxis berücksichtigt dabei individuelle Voraussetzungen, die persönliche Konstitution und die Art der

Erkrankung.

Es ist jedoch wichtig, bei akuten oder chronischen Schmerzen in Rücken oder Gelenken, einen Arzt aufzusuchen, um eine korrekte Diagnose und Behandlung zu erhalten. Ein qualifizierter Yoga-Lehrer kann dann dem Patienten Übungen empfehlen, die ihm bei seiner speziellen Situation helfen können.

In der Regel sind Yoga-Übungen sanft, langsam und schmerzfrei durchführbar und bei korrekter Ausführung, ohne Risiko. Die Teilnehmer werden dazu ermutigt, ihre eigenen Grenzen zu akzeptieren und zu respektieren. Es ist jedoch wichtig, dass man seine eigenen Fähigkeiten realistisch einschätzt und Überanstrengung vermeidet.

Kurz gesagt, Yoga kann eine effektive und gesunde Methode sein, um Schmerzen in Rücken und Gelenken zu lindern. Mit der richtigen Anleitung und der richtigen Herangehensweise kann Yoga zur Stärkung des Körpers und zur Reduktion von Stress und Spannungen in gleichermaßen beitragen.

YOGA UND ERNÄHRUNG: DIE VERBINDUNG ZWISCHEN KÖRPER UND GEIST

Yoga übt auf den Körper und den Geist eine sehr positive Wirkung aus. Es hilft dabei, Stress abzubauen, den Körper zu dehnen und zu kräftigen, die Konzentration und die Entspannung zu verbessern und vieles mehr. Doch wie sieht es mit Ernährung aus? Kann eine bestimmte Ernährung dazu beitragen, dass die Yoga-Praxis noch effektiver wird? Oder anders gefragt: Wie hängen Yoga und Ernährung zusammen?

Die Antwort lautet: Sehr viel! Yoga und Ernährung sind eng miteinander verbunden und beeinflussen sich gegenseitig. Eine ausgewogene, gesunde Ernährung kann die Körperhaltungen und Atemübungen im Yoga optimieren und den Geist beruhigen.

Um ein paar Beispiele zu nennen: Eine leichte Mahlzeit vor der Yoga-Praxis kann den Körper mit der erforderlichen Energie versorgen, um durchzuhalten. Zu viel Essen hingegen kann zu einem schweren Magen und Unwohlsein führen. Wenn man eine Yoga-Praxis beendet hat, kann man auf nüchternen Magen etwas Leichtes zu sich nehmen. Auch während des Yoga sollte man genug Wasser trinken, um den Körper hydriert zu halten.

Eine ausgewogene Ernährung ist auch wichtig, um den Körper mit ausreichend Nährstoffen zu versorgen und Krankheiten vorzubeugen. Bestimmte Lebensmittel können beispielsweise entzündungshemmend wirken, den Blutdruck senken oder den Blutzuckerspiegel regulieren. Auch die gezielte Zufuhr von Vitaminen und Mineralstoffen kann sehr hilfreich sein.

In der traditionellen indischen Ayurveda-Medizin ist die

Verbindung zwischen Yoga und Ernährung besonders ausgeprägt. Ayurveda betont die Wichtigkeit der individuellen Konstitution und empfiehlt daher eine maßgeschneiderte Ernährung, um optimalen Nutzen aus der Yoga-Praxis zu ziehen. So wird beispielsweise Menschen mit einer hitzigen Konstitution eine kühlende Ernährung, die den Körper stark mit Wasser versorgt, empfohlen, um das Feuer in ihrem Körper im Gleichgewicht zu halten. Menschen mit einem kühlen Körper hingegen wird geraten, wärmende Speisen und Getränke zu sich zu nehmen, um den Körper zu erwärmen.

Es gibt auch spezielle Yoga-Diäten, die darauf abzielen, Körper und Geist zu entschlacken, verschiedene Organe zu reinigen und die Energie fließen zu lassen. Dazu gehören beispielsweise die veggiesche Kapha-Kur oder die Yoga-Detox-Kur.

Zusammenfassend kann man sagen, dass Yoga und Ernährung eng miteinander verbunden sind. Eine ausgewogene, gesunde Ernährung kann dazu beitragen, dass der Körper während der Yogapraxis effektiver arbeitet und dass der Geist zur Ruhe kommt. Besonders die traditionelle indische Ayurveda-Medizin betont die individuelle Konstitution und empfiehlt passende Ernährungskonzepte.

DIE BEDEUTUNG VON YOGA IN DER HEUTIGEN HEKTISCHEN WELT

In der heutigen schnelllebigen Welt fühlen sich viele Menschen gestresst und überfordert. Um dem entgegenzuwirken, suchen viele nach Möglichkeiten, ihre körperliche und geistige Gesundheit zu verbessern. Yoga kann hierbei eine große Rolle spielen.

Yoga bietet eine Möglichkeit, sich von der Hektik des täglichen Lebens zu lösen und zur inneren Ruhe zu finden. Die Übungen im Yoga helfen dabei, den Körper zu stärken und Flexibilität zu verbessern, während die Pranayama-Techniken (Atemübungen) helfen, Stress und Anspannung abzubauen.

Viele Menschen, die regelmäßig Yoga praktizieren, berichten von einer verbesserten geistigen und emotionalen Gesundheit. Durch die Kombination aus Atemübungen, Meditation und körperlichen Übungen werden der Geist und die Emotionen beruhigt und Stress abgebaut. Dies kann dazu beitragen, die Stimmung zu verbessern und Ängste und Depressionen zu lindern.

Zusätzlich kann Yoga auch bei der Verbesserung der Schlafqualität helfen. Die Entspannungstechniken im Yoga bereiten den Körper auf eine erholsame Nacht vor und können dabei helfen, Schlafstörungen zu bekämpfen.

Yoga bietet auch eine Möglichkeit, in unserer hektischen Welt einen Rückzugsort zu schaffen. Indem man sich eine feste Zeit für die Yoga-Praxis nimmt, kann man sich auf das Hier und Jetzt konzentrieren und eine Pause von den Anforderungen des Alltags machen.

Insgesamt kann Yoga in der heutigen Welt eine lebensverändernde Praktik sein. Indem man sich Zeit für die Praxis nimmt, kann man die körperliche und geistige Gesundheit verbessern sowie Stress und Anspannung abbauen. Es ist eine einfache und effektive Möglichkeit, ein Leben in Gleichgewicht und Harmonie zu führen.

YOGA UND SELBSTLIEBE: WIE YOGA UNS HELFEN KANN, UNS SELBST ANZUNEHMEN

Yoga ist nicht nur eine körperliche Praxis, sondern es geht darum, in Einklang mit sich selbst zu kommen. Die Verbindung zwischen Körper und Geist ist ein zentrales Thema im Yoga und führt dazu, dass wir uns selbst besser kennenlernen. Yoga kann dazu beitragen, dass wir uns akzeptieren und lieben lernen, so wie wir sind.

Einer der wichtigsten Aspekte von Yoga ist die Achtsamkeit. Wir lernen, bewusst und aufmerksam zu sein – uns und unsere Umgebung wahrzunehmen und uns auf unseren Atem zu fokussieren. Diese Achtsamkeit hilft uns, uns selbst besser kennenzulernen und uns selbst zu akzeptieren. Wir lernen, uns nicht zu verurteilen, sondern uns stattdessen liebevoll anzunehmen. Yoga gibt uns den Raum, um uns mit uns selbst zu verbinden und unsere eigenen Bedürfnisse besser zu verstehen. Dies führt zu mehr Selbstakzeptanz und Selbstliebe.

Ein weiterer wichtiger Aspekt von Yoga ist die Praxis des Mantras und Mudras. Diese Techniken helfen uns dabei, unsere Gedanken und Emotionen zu kontrollieren und uns auf positive Gedanken zu konzentrieren. Durch die Verwendung von positiven Affirmationen können wir unser inneres Selbst positiv beeinflussen und unser Selbstbewusstsein stärken.

Yoga kann auch dazu beitragen, negative Erfahrungen aus unserer Vergangenheit loszulassen. Durch die Praxis von Yoga können wir unsere inneren Blockaden und Begrenzungen erkennen und sie auf sanfte Weise auflösen. Wir können uns von der Vergangenheit lösen und uns auf das Hier und Jetzt konzentrieren.

Yoga fördert auch die körperliche Fitness und Gesundheit. Durch die körperliche Praxis von Asanas werden unsere Muskeln gestärkt und unser Körper wird flexibler. Dies führt zu einem besseren Körpergefühl und einem höheren Selbstwertgefühl. Wir lernen, uns wohl in unserem Körper zu fühlen und ihn zu schätzen.

In der hektischen und stressigen Welt, in der wir leben, ist es wichtig, Zeit für uns selbst zu haben und uns um unsere Bedürfnisse zu kümmern. Yoga kann uns dabei helfen, uns auf uns selbst zu konzentrieren und unser inneres Selbst zu stärken. Indem wir achtsam und liebevoll mit uns selbst umgehen, können wir uns selbst besser annehmen und lieben lernen. Yoga gibt uns die Werkzeuge, die wir brauchen, um mehr Selbstliebe und Selbstakzeptanz in unser Leben zu bringen.

YOGA UND SPIRITUALITÄT: DIE BEDEUTUNG VON YOGA IN VERSCHIEDENEN RELIGIÖSEN TRADITIONEN

Yoga ist eine spirituelle Praxis, die ihren Ursprung in der alten indischen Tradition hat. Es ist jedoch nicht auf indische Religionen oder Kulturen beschränkt, sondern hat in der Tat auf der ganzen Welt viele Anhänger gewonnen. Viele yogische Praktiken haben Wurzeln in den vedischen Schriften des Hinduismus, aber die Philosophie und Praxis des Yoga haben sich im Laufe der Zeit weiterentwickelt und in vielen anderen Religionen und Philosophien ihre Anwendung gefunden.

Das Ziel von Yoga ist es, Körper, Geist und Seele miteinander in Einklang zu bringen und eine tiefere Verbindung zu sich selbst und zur Welt um uns herum zu finden. Eine solche Verbindung kann in unterschiedlichen religiösen Traditionen und Spiritualitäten unterschiedlich definiert und angestrebt werden, dennoch ist die Verbindung zwischen Yoga und Spiritualität in vielen Fällen eng miteinander verbunden.

Im Hinduismus spielt Yoga eine zentrale Rolle, da er in einem bestimmten Zweig des Hinduismus, dem Raja Yoga, als einer von acht Stufen angesehen wird, die zur Erleuchtung führen. Das Ziel von Raja Yoga und anderen Praktiken im Hinduismus ist es, die Identifikation mit dem Ego und mit allen Beschränkungen, die es uns auferlegt, zu überwinden, um tiefere spirituelle Realitäten zu erreichen.

Im Buddhismus hat Yoga, vor allem in der buddhistischen Lehre von Vipassana, ebenfalls einen wichtigen Platz. Vipassana bedeutet „insight meditation" und hat das Ziel, Einsicht in die Natur alllen Seins zu erlangen. Dabei geht es nicht nur um die Überwindung des Ego, sondern auch um das Verstehen und Akzeptieren von Schmerz und Unannehmlichkeiten, die einen wichtigen Teil des Lebens ausmachen.

Auch im Christentum und im Islam gibt es viele Menschen, die Yoga praktizieren. Viele Christen glauben, dass Yoga ihnen helfen kann, ihre Beziehung zu Jesus Christus zu vertiefen, während es Muslimen aufgrund der Konzentration auf den Atem und der Erfahrung der Einheit mit Gott helfen kann, eine tiefere Verbindung zu Allah zu finden.

In jeder religiösen Tradition oder Philosophie wird die Praxis des Yoga auf unterschiedliche Weise definiert und interpretiert, aber der grundlegende Zweck bleibt immer derselbe: Bewusstsein und Bewusstheit zu erlangen, um zu einem tieferen Verständnis von sich selbst und der Welt beitragen zu können. Unabhängig davon, welche spirituelle oder religiöse Tradition man verfolgt, kann Yoga jedem dabei helfen, eine tiefere Verbindung mit sich selbst und dem Universum zu finden.

DER WEG DES YOGA: WIE YOGA UNS HELFEN KANN, UNSER LEBEN IN EINKLANG ZU BRINGEN.

Yoga ist mehr als nur eine körperliche Praxis. Es ist ein Weg, unser Leben in Einklang zu bringen - Körper, Geist und Seele zu vereinen. Yoga lehrt uns, uns selbst besser kennen zu lernen und unsere Gedanken und Gefühle zu beherrschen. Durch Yoga können wir ein höheres Bewusstsein erreichen und unsere innere Weisheit entdecken.

Der Weg des Yoga kann in acht Schritten beschrieben werden, die in der Yoga-Philosophie als "Ashtanga Yoga" bekannt sind. Die acht Schritte sind Yama (Einschränkungen), Niyama (Disziplinen), Asanas (Körperhaltungen), Pranayama (Atemkontrolle), Pratyahara (Rückzug der Sinne), Dharana (Konzentration), Dhyana (Meditation) und Samadhi (Gedankenstille).

Yama und Niyama beschreiben ethische Richtlinien im Yoga. Sie helfen uns, ein gutes Verhalten und eine positive Einstellung zu entwickeln. Yama umfasst Einschränkungen wie Nicht-Verletzen, Wahrhaftigkeit, Nicht-Stehlen, sexuelle Enthaltsamkeit und Nicht-Gier. Niemand soll verletzt werden, weder der Körper noch der Geist. Niyama beinhaltet Disziplinen wie Reinheit, Zufriedenheit, Selbstreflexion, spirituelles Studium und Hingabe an Gott. Wir sollten uns in jeder Hinsicht reinigen und unserem inneren Wesen zuhören.

Asanas und Pranayama sind die beiden Säulen der Yoga-Praxis. Asanas stellen körperliche Übungen dar, die uns stärker und flexibler machen, während Pranayama uns hilft, unsere Atmung zu regulieren und unseren Geist zu beruhigen. Zusammen können die beiden helfen, Stress abzubauen und unseren Körper und Geist zu entspannen.

Pratyahara, Dharana, Dhyana und Samadhi sind Schritte, die uns helfen, unser Bewusstsein zu erweitern und unseren Geist zu fokussieren. Pratyahara ist der Rückzug der Sinne, indem wir unsere Aufmerksamkeit von der äußeren Welt abziehen und uns auf unseren inneren Geist konzentrieren. Dharana ist die Konzentration, die uns hilft, unseren Geist auf eine Sache zu richten. Dhyana ist die Meditation, in der wir unser Bewusstsein auf eine höhere Ebene erheben. Samadhi ist schließlich ein Zustand des reinen Bewusstseins und der Gedankenstille.

Der Weg des Yoga ist ein Prozess, der uns helfen kann, uns selbst und unsere Umgebung besser zu verstehen und unser Leben in Einklang zu bringen. Indem wir die acht Schritte des Ashtanga Yoga befolgen, können wir ein höheres Bewusstsein erreichen und unsere innere Weisheit entdecken. Wir können lernen, im Hier und Jetzt zu leben und unseren Geist von negativen Gedanken und Emotionen zu befreien. Der Weg des Yoga kann uns helfen, Frieden, Freude und Gelassenheit in unserem Leben zu finden.